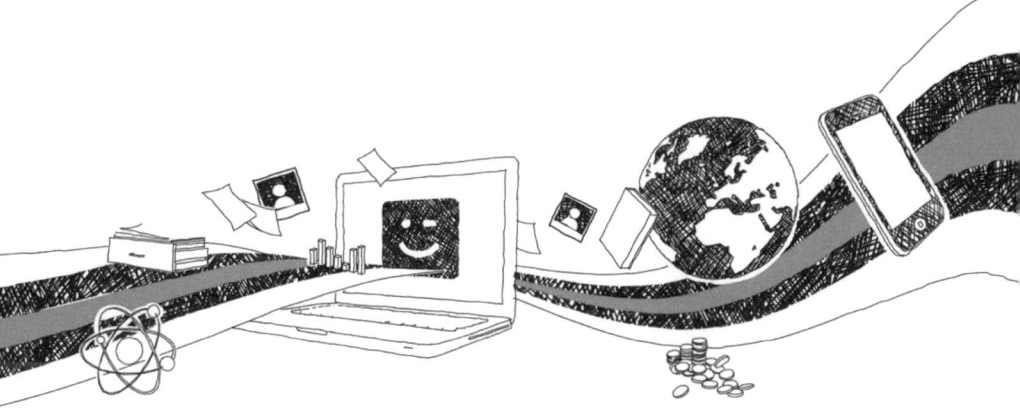
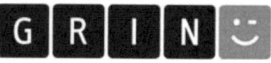

Evidenzbasierte Therapie von Patienten mit Rotatorenmanschettenläsionen

Rico Anders

Bibliografische Information der Deutschen Nationalbibliothek:

Die Deutsche Nationalbibliothek verzeichnet diese Publikation in der Deutschen Nationalbibliografie; detaillierte bibliografische Daten sind im Internet über http://dnb.d-nb.de abrufbar.

ISBN: 9783668153912
Dieses Buch ist auch als E-Book erhältlich.

Hamburger Fern-Hochschule

Health Care Studies

Hausarbeit zum Thema:

Evidenzbasierte Therapie von Patienten mit Rotatorenmanschettenläsionen

Rico Anders

Die Hausarbeit ist bis zum 06.07.2015 einzureichen.

Inhaltsverzeichnis

1. Abkürzungsverzeichnis

ADL	activities of daily living (Aktivitäten des täglichen Lebens)
Art.	Articulatio (lat. Gelenk)
BMI	Body-Mass-Index
Bsp.	Beispiel
BWS	Brustwirbelsäule
bzw.	beziehungsweise
ggf.	gegebenenfalls
KGG	Krankengymnastik am Gerät
lat.	lateinisch
M.	Musculus (lat. Muskel)
MLD	Manuelle Lymphdrainage
MTT	Medizinische Trainingstherapie
PIR	Postisometrische Relaxation
PMR	Progressive Muskelrelaxation
PNF	Propriozeptive Neuromuskuläre Fazilitation
TENS	transkutane elektrische Nervenstimulation
URS	Ultrareizstrom

2. Einleitung

Die Hausarbeit zum Hauptpraktikum stellt die physiotherapeutische Praxis „Physiofitnesszentrum Jürgen-Ohl-Hof" vor. Es wird auf die Fragestellung nach einer evidenzbasierten Therapie von Patienten mit Rotatorenmanschettenläsionen und deren Realisierung eingegangen. Das Ziel ist die Erstellung eines adäquaten Therapieplans für die physiotherapeutische Behandlung des Krankheitsbildes durch Analyse von personellen und institutionellen Ressourcen.

Die Rotatorenmanschettenläsion beschreibt eine Verletzung der schulterumgebenden Muskulatur. Da die Schulter nur gering ligamentär und gar nicht knöchern gesichert ist, sorgt die sogenannte „Manschette", bestehend aus M. supraspinatus, M. infraspinatus, M. subscapularis und M. teres minor, für die Hauptsicherung des Schultergelenks. „Der M. deltoideus kann fakultativ zur Rotatorenmanschette gezählt werden, da er ebenfalls zur Stabilisierung des Humeruskopfs in der Fovea glenoidalis beiträgt" (Mayer, Siems 2011: 174). Die Verletzung lässt sich in den Einriss und den kompletten Abriss eines Muskels einteilen. Bei Letzterem bezeichnet man dieses Krankheitsbild auch als Rotatorenmanschettenruptur (vgl. Mayer, Siems 2011: 174).

Zunächst wird im dritten Kapitel die Praxis „Physiofitnesszentrum Jürgen-Ohl-Hof" mit ihrer Struktur und den Leistungsbereichen vorgestellt. Es folgt eine Beschreibung des Praktikums mit allen Aufgaben und Anforderungen. Das vierte Kapitel befasst sich mit dem speziellen Krankheitsbild. Die Anatomie der Schulter, Entstehungsursachen und der Zusammenhang zwischen Training und Verletzung werden thematisiert. Es folgt die Behandlungsplanung im fünften Kapitel, in der Ressourcen und Kompetenzen analysiert werden, auf dessen Grundlage die Richtlinie für die Therapie in dieser Praxis erstellt wird. Vertiefend wird die Medizinische Trainingstherapie dargestellt. Das sechste und letzte Kapitel schließt die Hausarbeit mit einer Schlussreflexion und beinhaltender Zukunftsperspektive ab.

3. Beschreibung der Einrichtung und des Praktikums

Das „Physiofitnesszentrum Jürgen-Ohl-Hof" ist eine Praxis in der Stadt Goslar mit physiotherapeutischem Schwerpunkt. Es werden jedoch auch Ergotherapie und Wellnessbehandlungen angeboten. Zurzeit arbeiten elf Physiotherapeuten/innen, zwei Ergotherapeuten, vier Arzthelferinnen und eine Buchhalterin dort. Die Inhaberin ist seit fünf Jahren Janet Dünnhaupt. Des Weiteren übernimmt Kerstin Barner als leitende Physiotherapeutin einige administrative Aufgaben.

Zu den Leistungsbereichen in der Physiotherapie zählen Krankengymnastik, KGG, MTT, Manuelle Therapie, Kiefergelenksbehandlung, Kinesio-Taping, MLD, Massagen, Marnitz-Massagen, Wärmetherapie (Fango, Heißluft), Kryotherapie, Bobaththerapie für Erwachsene und Kinder, Skoliosetherapie nach Schroth, Atemtherapie, Mucoviscidosetherapie, Schlingentisch, Elektrotherapie, Psychomotorik und Dorn/Breuss-Therapie. Des Weiteren werden Präventionskurse wie Pilates, Aerobic, Yoga, Nordic Walking, PMR, Autogenes Training, Rückenschule, Beckenbodengymnastik, Bauch-Beine-Po-Workout, Qi Gong, Cardiofitness, Parkinson-Gymnastik und Rehabilitationssport angeboten. Auch das SRT-Zeptoring gehört zu den neuen, innovativen Trainings- und Therapiemöglichkeiten im Gerätebereich. Durch die enge Zusammenarbeit mit allen gesetzlichen Krankenkassen ist diese große Auswahl an Kursen realisierbar. Einen weiteren, großen Patientenbereich bilden die Haus- und Heimpatienten. Jeder Therapeut ist vertraglich dazu verpflichtet, Hausbesuche mit seinem eigenen Auto durchzuführen.

Logistisch kann die Praxis in Warte-, Rezeptions-, Therapie- und Bürobereich eingeteilt werden. Der Wartebereich besteht aus einem Wartezimmer direkt am Eingang der Praxis. Es schließt sich ein Flur mit Rezeptionsbereich an. Der Therapiebereich besteht aus einem Gruppengymnastikraum, zehn Therapieräumen und einem großen Gerätebereich für KGG und MTT. Der Bürobereich befindet sich im Keller und wird vorrangig von der Buchhaltung genutzt. Dort befinden sich auch eine Küche und ein Pausenraum, sowie das Materiallager. Zu diesen

Arealen kommen zwei Toiletten, zwei Umkleidekabinen und zwei Abstellkammern hinzu.

Als Physiotherapeut absolvierte ich ein 20-wöchiges Praktikum in dieser Praxis. Zu meinen Aufgaben gehörten die Therapieformen Krankengymnastik, Lymphdrainage, Massagen mit Wärmetherapie und Elektrotherapie. Aufgrund einer Fortbildung war ich ebenfalls in der Lage, Kinesio-Tapes zu applizieren. Alle Therapien waren sowohl in der Praxis, als auch als Hausbesuch durchzuführen.

Weiterhin war die Betreuung im Geräteraum ein Schwerpunkt. Wenn ein neuer Patient eine Verordnung über KGG oder MTT übergab, bekam dieser vor Trainingsbeginn eine Einweisung über eine Trainingsstunde. In dieser Zeit wurde ein Fitnesscheck gemacht, in welchem wichtige Punkte seiner Erkrankung, seines Gesundheitszustandes und seines Trainingszustandes erfasst wurden. Es wurden ebenfalls verschiedene Parameter wie BMI, Körperfettanteil und Trainingspuls gemessen und ermittelt. Anschließend fand die Erklärung der Geräte statt, wobei der Trainingsplan parallel vom Therapeuten geschrieben wurde.

Darüber hinaus bekam ich das Altenpflegeheim „Curanum" in Vienenburg zugewiesen. Dort war ich auf allen Stationen der Haupttherapeut und hatte drei Präsenszeiten in der Woche. Zu den dortigen Kompetenzen zählten die Behandlung der Heimbewohner mit Verordnung, die Dokumentation im Pflegebericht und die Kommunikation mit dem Pflegepersonal über Probleme, Therapieinhalte und Fortschritte.

4. Krankheitsbild: Rotatorenmanschettenläsion

Um die Anatomie der Rotatorenmanschette und die Funktion zu verstehen, ist die nachfolgende Beschreibung der Schulter unablässig.

4.1. Anatomische Grundlagen

„Die Schulter oder lat. Articulatio humeri ist das beweglichste Kugelgelenk des Menschen" (Zalpour 2010: 328). Der Arm kann in Ante- und Retroversion, in Innen- und Außenrotation, als auch in Ab- und Adduktion bewegt werden. Die artikulierenden Anteile sind relativ inkongruent zueinander, da die kleine, schwach konkave Schulterpfanne (lat. Cavitas glenoidalis) dem großen, halbkugeligen Oberarmkopf (lat. Caput humeri) gegenübersteht. Um diesem Verhältnis entgegenzuwirken, befindet sich an der Cavitas ein Faserknorpelring, genannt Labrum glenoidale. Dieser sorgt für eine Kontaktflächenvergrößerung, sodass die beiden knöchernen Partner eine bessere Verbindung zueinander haben. Wie in der Einleitung erwähnt, weist die Schulter keine knöchernen Strukturen zur Sicherung auf. Auch ligamentär sind die Führungen mit drei Bändern eher schwach ausgeprägt und nicht in der Lage, den Humeruskopf in der Schulterpfanne zu stabilisieren (vgl. Zalpour 2010: 328).

Aufgrund dessen gehört die Rotatorenmanschette zu den wichtigsten Muskelführungen der Schulter. Diese Manschette kann auch als Muskelplatte bezeichnet werden, welche über dem Oberarmkopf liegt und ihn umschließt. Die Funktionen bestehen aktiv in den Dreh- und Hebebewegungen und passiv durch einen annähernd waagerechten Muskelverlauf in der Zentrierung des Schulterkopfes in der –pfanne (Zerres 2015: 52). Wie ebenfalls in der Einleitung erwähnt, bilden M. supraspinatus, M. infraspinatus, M. subscapularis und M. teres minor die genannte Rotatorenmanschette. Diese Muskeln entspringen alle an dem Schulterblatt (lat. Scapula) und ziehen quer zur Gelenkfläche zum hinteren Humeruskopf (vgl. Valerius, Frank, Kloster, Hamilton, Alejandre Lafont, Kreutzer 2009: 36-43). Durch Anspannung kommt es so zur aktiven Stabilisierung. Diese Funktion wird durch den M. deltoideus unterstützt, der kuppenartig über das Art. humeri zieht und somit gleichzeitig den Vorteil eines mechanischen Schutzes bietet. Schon allein der Grundtonus dieses Muskels bewirkt die Schulterstabilisation (vgl. Zalpour 2010: 326-337).

4.2. Typische Entstehungsmechanismen

Da ich selbst den Handballsport betreibe und einige Verletzungen mit ansehen durfte, werden die Ursachen aus diesem Sportbereich in den Vordergrund gestellt. Der Handball gehört zu den Überkopfsportarten. Das heißt, dass die Arme ständig angehoben werden müssen. Durch wiederholte Wurfbewegungen können Mikrotraumen an den Schulterstrukturen entstehen. Wenn der Werfende vom Verteidiger behindert wird, werden Kräfte ruckartig gestoppt oder umgeleitet, sodass das Gelenk einen Kompensationsmechanismus einsetzen muss, welcher sich natürlich auf die passiven Strukturen auswirkt. Durch die Phase des Vordehnens und des ersten Krafteinsatzes wird der Kapsel-Band-Apparat verstärkt gedehnt, wobei die durch Mikrotraumen geschwächten Ligamente eine leichte Gleitbewegung des Humeruskopfes nach ventral zulassen. So muss die Rotatorenmanschette eine starke kompensatorische Wirkung aufbringen. Demnach entsteht bei Ermüdung der Stabilisatoren ein Teufelskreis aus Instabilität und Minimalverletzungen (vgl. Zalpour 2010: 338-339). „In der letzten Phase des Wurfes wirken exzentrische Kräfte auf den M. latissimus dorsi und den M. rhomboideus. Sind diese nicht kräftig genug, können Mikrorupturen an den Sehnen des M. infraspinatus und des M. teres minor entstehen" (Zalpour 2010: 338). Hinzu kommt, dass sich die Supra- und Infraspinatussehne bei der Wurfbewegung verschieben und ineinander verdrehen. Dieses Phänomen führt ab dem 40. Lebensjahr zu vermehrten Verletzungen, da das Risiko ab diesem Alter enorm ansteigt.

Auch Sportarten wie Volleyball, Tennis, Basketball und Badminton werden meistens sehr einseitig trainiert und führen zu einer schnellen Überbelastung des Hauptarmes. Dennoch kann eine Verletzung auch beim Kraftsport durch zu schweres Heben oder beim Fußball bei einem Sturz auf den ausgestreckten Arm resultieren.

Andere Ursachen für eine Ruptur der Muskeln im Schulterbereich sind dementsprechend die langjährige Überlastung und mit dem Alter zunehmende Degeneration der Sehnen. Dieser Verschleiß setzt bereits mit dem 30. Lebensjahr ein und wird durch innere Faktoren, wie Tumore, entzündliche Prozesse im Schulterbereich (Bsp. Bursitis) oder Sehnenansatzreizungen vorangetrieben. Berufe, in welchen das Arbeiten meistens über dem Kopf stattfindet (Bsp. Maler, Lackierer und Zimmerer), gelten als besonders anfällig. Ist die Sehne erst einmal degenerativ verändert, genügt ein verhältnismäßig geringes Trauma für einen Riss (vgl. Onmeda-Redaktion 2014: 4).

4.3. Zusammenhang zwischen Trainingszustand und Verletzungsrisiko

Der Trainingszustand eines Menschen beschreibt den Teil der Leistungsfähigkeit, der durch Übungen beeinflussbar ist. Jeder Mensch ist in der Lage, ungeachtet seiner Konstitution und äußeren Umständen seine Körpersysteme in ein ausgewogenes, individuell entsprechendes Gleichgewicht zu bringen.

Es ist allgemein anerkannt, dass sportliche Betätigung eine effektive Prävention gegen Krankheiten und Verletzungen darstellt. Die Muskeln werden kräftiger und die Gelenke stabiler. Durch Training des Kreislaufsystems erhält man „einen längeren Atem" und fühlt sich gesünder und wohler im eigenen Körper. Die sogenannten Zivilisationskrankheiten wie Diabetes, Übergewicht, Depression und Bluthochdruck können gar nicht erst entstehen (vgl. Mertin 2012: 1-5). Doch selbst die aktivsten Menschen und sogar Profisportler sind häufig Opfer von Verletzungen wie Prellungen, Frakturen, Rupturen und Überdehnungen. Um dieses Risiko zu mindern, gilt es drei Grundsätze zu beachten.

Erste Regel: Sport sollte immer Spaß machen und man sollte ihn aus der eigenen Initiative heraus betreiben. „Ein gezwungener Körper ist eher verletzungsanfällig" (Brandhoff 2011).

Zweite Regel: Überschätze deine eigene Leistungsfähigkeit nicht. Nichts ist demotivierender und lässt dich so schnell in alte Verhaltensmuster zurückfallen, wie Misserfolg. Finde eine Sportart, die du magst und die dir ein positives Körpergefühl vermittelt. Dadurch können Teilerfolge wesentlich schneller erreicht werden.

Dritte Regel: Eine optimale Vorbereitung auf den Sport ist unablässig. Diese beginnt bei der Auswahl der adäquaten Schuhe, der Sportbekleidung, den ggf. schützenden Hilfsmitteln und endet bei einem intensiven Warm up. Im vorliegenden Beispiel zum Handballsport können Knie- oder Ellenbogenschützer und Sprunggelenksbandagen schlimmere Unfälle verhindern (vgl. Brandhoff 2011).

Doch auch die Nachsorge bzw. der Ausgleich ist von entscheidender Bedeutung. Wie im vorherigen Kapitel erwähnt, werden viele Sportarten einseitig betrieben. Es kommt zur Ausbildung einer stärkeren Körperpartie. Zur optimalen Ausübung einer Sportart gehört jedoch auch ein gewisses bilaterales Training, um die Leistungsdifferenz nicht zu groß werden zu lassen. Sei es das Training vom rechten und linken Wurfarm oder von zwei antagonistischen Muskeln. Um das Risiko einer Verletzung zu minimieren, benötigt der Körper annähernd gleiche Kräfteverhältnisse.

5. Behandlungsplanung

5.1. Behandlungsziele & verfügbare Kompetenzen und Ressourcen

Nachfolgend werden verfügbare Therapiemaßnahmen aufgeführt und mit den entsprechenden Zielen begründet.

Einer der wichtigsten Punkte bei der physiotherapeutischen Behandlung ist die Kontrakturprophylaxe. Die Schulterkapsel schrumpft bei Immobilität sehr schnell und verringert das Bewegungsausmaß. Um das zu verhindern, sind passive Bewegungsübungen, manuelle Kapseldehnungen und Übungen am Schlingentisch indiziert. Pendelübungen können ebenfalls hinzugezogen werden, wobei das vorgegebene Bewegungslimit unbedingt zu beachten ist! Um die Beweglichkeit zu erhalten, sind detonisierende Maßnahmen und Dehnungen ebenso angebracht. Bei Massagegriffen und Querfriktionen dürfen nur unversehrte Muskeln behandelt werden, vorzugsweise diese, die zur schnellen Verkürzung neigen (Bsp.: M. pectoralis major et minor, M. trapezius descendens, M. levator scapulae). Die Fango- und Wärmetherapie kann dabei zur Unterstützung eingesetzt werden.

Das nächste Ziel ist die Schmerzlinderung. Dazu dienen die Heiße Rolle im segmentalen Bereich und die BWS-Mobilisation zur Sympathikusdämpfung. Kurze Eisapplikationen im gesamten Schulterbereich sind nach den Übungen sinnvoll. Zusätzlich können schmerzstillende Ströme, wie TENS und Ultrareizstrom nach Traebert, hinzugezogen werden.

Falls durch die Läsion ein Ödem entstanden ist, gilt es, dieses abzutransportieren. Zur Erhöhung der Resorption sollte der Arm konsequent hochgelagert werden. Dabei ist zu beachten, dass das Handgelenk am höchsten positioniert wird. Weiterhin kann die Hand Pumpbewegungen ausführen, um die aktive Muskelpumpe anzuregen. Die MLD begünstigt den Lymphabfluss und sollte ebenfalls mehrmals die Woche durchgeführt werden.

Eine komplette Rotatorenmanschettenruptur muss oftmals operiert werden. Dadurch entsteht eine Narbe, die nach Abschluss der Wundheilung durch Narbenmobilisation beweglich gehalten werden muss. Das Narbengewebe darf so wenig wie möglich mit dem Bindegewebe verkleben, da sonst die Beweglichkeit der Schulter minimiert wird. Crosspatches aus dem Kinesio-Taping können direkt auf die vorgedehnte Narbe geklebt werden, wodurch eine bessere Versorgung und eine höhere Elastizität des Gewebes eintritt.

Damit die Muskeln nicht atrophieren, ist eine frühfunktionelle Kräftigung unabdingbar. Dafür bietet sich das Beüben des bilateralen Armes mit PNF an, um eine konsensuelle Kräftigung zu erreichen. Isometrische Spannungsübungen sind in der anfänglichen Phase des Muskelaufbaus auch sehr zu empfehlen. Nach sechs Wochen darf erstmals aktiv in vollen Bewegungsausmaßen geübt werden. Die Zentrierung und Stabilisierung des Schultergelenks stehen im Vordergrund. Diese Ziele können mit Kraft- und Koordinationsübungen für die Rotatorenmanschette umgesetzt werden. Übungen mit Bällen, im Vierfüßlerstand auf instabilen Unterlagen und verschiedene Techniken aus der PNF (Scapula- und Armpattern) bieten sich an. In dieser Phase der Rehabilitation muss der Fokus außerdem auf das ADL-Training gelegt werden. Alltägliche Bewegungen mit dem Arm wie Haare kämmen, Flaschen öffnen, Rücken abtrocknen, Arbeiten über dem Kopf verrichten, auf den Armen abstützen, werden unter Vermeidung von Kompensationsbewegungen geübt. Sofern die Rehabilitation nach zehn Wochen gut verlaufen ist, kann mit dem Training gegen Widerstände begonnen werden. Das Trainieren in Form von MTT ist möglich und sollte leicht dosiert in den Behandlungsplan intergiert werden. In der letzten Phase der Therapie ist das sportartspezifische Training zu finden. Durch den Handball vorgegebene Bewegungsabläufe wie Fangen und Werfen werden neu angelernt. Um erneute Verletzungen zu vermeiden, müssen gerade die verletzungsbedingten Bewegungen gezielt trainiert werden. Gleichzeitig sollte die kompensatorische Muskulatur, die synergistische Funktionen beim Werfen übernimmt, ebenfalls auf die Beanspruchung vorbereitet werden (vgl. Mayer, Siems 2011: 174) (vgl. Ebelt-Paprotny, Preis 2012: 535-538, 546-547).

5.2. Entwicklung der evidenzbasierten Richtlinie

Um eine adäquate Therapie auszuwählen, sind folgende ausschlaggebende Faktoren zu berücksichtigen:

Wie viele Risse oder Teilrupturen sind vorhanden?

Hat der Patient starke Schmerzen?

Welchen Aktivitätsgrad muss die Schulter wieder erreichen?

Wie alt ist der Patient (vgl. Onmeda-Redaktion 2014: 7)?

Da diese Arbeit den Handball thematisiert, sollte der Patient auf den Wiedereintritt beim Hobbysport vorbereitet werden.

Unabhängig von einer Operation muss in den ersten sechs Wochen eine Abduktionsschiene konsequent getragen werden. Die erste Woche der Therapie beginnt mit einer genauen Befundaufnahme. Diese Ergebnisse bilden die Basis für die fortlaufende Rehabilitation. Ist die Schmerzsituation akut, muss in den ersten Behandlungseinheiten der Schwerpunkt auf der Schmerzreduktion liegen. Elektrotherapie mit analgesierenden Strömen (TENS, URS nach Traebert), Eisanwendungen (Eislolli) und mobilisierende Griffe der BWS finden Anwendung. Während des gesamten Therapieverlaufs dürfen jedoch nicht die Beweglichkeitserhaltung und der Kraftaufbau vergessen werden. Schon in der frühen Phase der Therapie muss die Schulter durch passives und assistives Üben bis zur vorgegebenen Bewegungsgrenze mobilisiert werden. Durch den im Schlingentisch gelagerten Arm ist dies ohne großen Schmerz möglich. Pendelübungen, isometrische Anspannungsübungen für den verletzten Arm und PNF für die unversehrte Schulter werden integriert. Eine Bewegungsschiene kann zur Unterstützung zu Hause genutzt werden. Neben Maßnahmen zur Schmerzbekämpfung sollten abschwellende Mittel in der Frühphase der Therapie zum Einsatz kommen. MLD wäre zwei Mal in der Woche angemessen und könnte mit Lymphtapes unterstützt werden. Der Patient bekommt außerdem die Hausaufgabe, den Arm hoch zu lagern und drei Mal täglich fünf Minuten Pumpbewegungen mit der Hand auszuführen. Im Fall einer Operation darf die Narbe nach zwei bis drei Wochen gedehnt und mobilisiert werden. Verklebungen und Verhärtungen müssen gelöst und gelockert werden. Zwei Wochen nach Therapiebeginn müssen die Bewegungsübungen intensiviert werden. Das Beüben der benachbarten Gelenke (Ellenbogen und Hand) kann gesteigert werden und Dehnungen für verkürzte Muskeln (PIR), sowie die direkte Kapseldehnung fügen sich dem Therapieplan hinzu. Diese Therapieinhalte bestimmen in den ersten sechs Wochen den Maßnahmenplan.

Nach diesem Zeitpunkt darf die Schulter aktiv in vollem Bewegungsausmaß beübt werden. Das Training unter funktionellen Gesichtspunkten ist die oberste Zielstellung. Als Erstes sollten Stabilisationsübungen auf Bällen und unebenen Unterlagen trainiert werden, da das propriozeptive Training ein wichtiger Bestandteil für die vollständige Funktionswiederherstellung des Armes ist. Danach können Koordinationsübungen mit verschiedenen Geräten als Steigerung hinzukommen. Der Vierfüßlerstand eignet sich gut in Kombination mit Pezzibällen für ein Ganzkörpertraining. Dehnlagen dürfen nun bis zur Schmerz- und Dehnbarkeitsgrenze eingenommen werden. Des Weiteren integrieren sich alltägliche Bewegungsmuster des gesamten Armes in die Übungsauswahl. Verschiedene Übungen mit dem Stab besitzen sowohl eine Kräftigungs- als auch eine Beweglichkeitskomponente, wodurch dieses Training eine gute Ergänzung zur einfachen Stemmführung nach Brunkow darstellt.

Nach zehn Wochen darf erstmals auch wieder mit Gewichten und gegen Widerstände trainiert werden. Die Medizinische Trainingstherapie wird in das Trainingsprogramm aufgenommen und ein Trainingsplan wird geschrieben. Genauere Ausführungen zu diesem Thema folgen im nächsten Kapitel. Gegen Widerstand sollten zunächst die rotatorischen Bewegungen beübt werden. Die unversehrten Muskeln der Rotatorenmanschette helfen dem lädierten Muskel, seine Funktion zu übernehmen und die intermuskuläre Koordination wird gefördert. Doch auch die Antagonisten zur Rotatorenmanschette, wie M. deltoideus, M. latissimus dorsi, M. pectoralis major, M. rhomboideus und M. biceps brachii Caput longum, müssen stabilisierend trainiert werden, um die sicheren Muskelzugverhältnisse an der Schulter wiederherzustellen. Maßgeblich für die Dosierung des Trainings ist die Komponente des Schmerzes. Es darf zu keiner Zeit über diese Grenze geübt werden. Auch schnelle, ruckartige Bewegungen sind untersagt.

Ist der Muskelaufbau erfolgreich, wird parallel dazu das sportartspezifische Training durchgeführt. Das Handling mit dem Ball, schnelle Bewegungswechsel und Wurf- sowie Fangübungen mit unterschiedlichen Geräten stehen auf dem Plan. Wie in 4.2. beschrieben, ist das Training der Wurfmuskulatur mit Agonisten und Antagonisten auf beiden Körperseiten wichtig, um die Muskelläsion bestmöglich auf den erneuten Einsatz beim Sport vorzubereiten.

5.3. Fokus: verletzungsspezifisches Gerätetraining

Ein essentieller Teil der Funktionsrehabilitation der Schulter ist die Kräftigung des gesamten Oberkörpers. Dieses Ziel kann am besten mit dem Einsatz von medizinischen Trainingsgeräten erreicht werden. Als adäquate Intensivierung sollte das Training am Gerät nach zehn Wochen zur Krankengymnastik ergänzt werden. Dabei ist zu beachten, dass sich die Trainingsintensität der Übungen im Kraftausdauerbereich bewegt. Das heißt, es sollten anfänglich drei Sätze mit leichtem bis mittlerem Gewicht absolviert werden (individuell einstellen). Dabei bewegt sich ein Satz zwischen 10 und 15 Wiederholungen. Als Steigerung kann diese Zahl auf 15 bis 20 Wiederholungen angehoben werden, danach sollten die Sätze auf vier bis fünf ansteigen. Erst zum Schluss folgt die Erhöhung des Gewichts. Die Trainingseinheit sollte dabei 60 bis 75 Minuten nicht überschreiten. Empfehlenswert ist die Fokussierung auf drei bis vier Muskelpartien pro Training. Wie in Punkt 3 beschrieben, findet vor der ersten Geräteeinheit ein Fitnesscheck mit Trainingsplanerstellung statt.

Der Geräteraum im Physiofitnesszentrum ist mit fünf Kardiotrainern zur Erwärmung, sieben Kräftigungsgeräten für verschiedene Muskelpartien und zwei Multifunktionstürmen ausgestattet. Die sieben Kräftigungsgeräte sind hydraulisch einstellbar, sodass das gewünschte Gewicht über

Luftdruck erzeugt wird. Die zwei Türme hingegen werden mit manuellen Steckgewichten eingestellt.

Zu Beginn der Trainingseinheit sollte sich der Patient 15 Minuten am Armfahrrad erwärmen. Mit einem niedrigen Widerstand werden die Schultern locker durchbewegt und die Muskulatur bereitet sich auf die kommende Belastung vor. Als Nächstes können die Geräte für die Rückenmuskulatur sowie die gerade und schräge Bauchmuskulatur benutzt werden. Da in diesem Bereich keine Schädigung vorliegt, kann mit einem individuell hohen Gewicht begonnen werden. Diese Übungen dienen der Kräftigung der Rumpfmuskulatur, um den gesamten Körper in ein muskuläres Gleichgewicht zu trainieren. Danach kommen die Geräte für die einzelnen Muskelpartien zum Einsatz. Die Muskeln M. pectoralis major, M. latissimus dorsi und M. deltoideus werden mit ihren Synergisten vordergründig gestärkt. Am Seilzugturm können als letztes noch die Innen- und Außenrotation der Schulter und diagonale PNF-Muster mit geringem Gewicht trainiert werden. Zum Schluss sollte ein Cool down von fünf Minuten auf dem Cross Walker erfolgen. Einzelne Dehnungsübungen der beanspruchten Muskulatur sind nach dieser Kräftigung ebenfalls sinnvoll. Natürlich muss das Programm idealerweise nach einer Woche variieren, um neue Trainingsreize zu setzen. Zudem besteht die Aufgabe des Physiotherapeuten darin, dem Patienten eine korrekte Körperhaltung und die richtige Übungsausführung zu vermitteln, damit diese eigenständig von ihm wahrgenommen wird.

6. Schlussreflexion mit Zukunftsperspektive

Die Rotatorenmanschettenläsion weist im Allgemeinen eine gute Heilungstendenz auf, sofern oben genannte Therapiemaßnahmen konsequent eingehalten und eine Über- bzw. Unterforderung der lädierten Strukturen vermieden werden. Falls ein angemessener Trainingsreiz ausbleibt, kann dies zu funktionellen Einschränkungen der gesamten Rotatorenmanschette führen – Verkürzungen der beteiligten Sehnen und Ligamente, die das gesamte Bewegungsausmaß des Schultergelenks einschränken können, sowie eine allgemeine Kraftminderung der

Schultermuskulatur wären die Folge. Des Weiteren könnten neue Krankheitsbilder, wie das Impingementsyndrom oder eine Frozen Shoulder entstehen (vgl. Mayer, Siems 2011: 174). Bei einer Überforderung kann es durch übermäßige Belastung der verletzten Strukturen zu einem Rezidiv kommen.

Für eine optimalere Versorgung könnte ein Mitarbeiter in der progressiven Muskelentspannung nach Jacobson weitergebildet werden. Diese Therapie sorgt schon in der Anfangsphase für eine Schmerzlinderung und der Patient baut im Verlauf der Behandlungen eine gesunde Körperwahrnehmung auf, welche auch für die Nachsorge und Prophylaxe eine positive Ergänzung darstellt.

Abschließend ist zu sagen, dass die Rotatorenmanschettenläsion angemessen und vielseitig in der Praxis „Physiofitnesszentrum Jürgen-Ohl-Hof" behandelt werden kann. Durch eine große Auswahl von personellen und materiellen Ressourcen ist die Therapie individuell planbar und könnte auf ein hohes Niveau gesteigert werden. Positiv sind ebenfalls die hydraulisch einstellbaren Geräte der MTT, sodass eine exaktere Gewichtskontrolle möglich ist.

7. Literaturverzeichnis

Brandhoff, E. (2011): Sportverletzungen vorbeugen „URL: http://www.netdoktor.de/Gesund-Leben/Sport+Fitness/Verletzungen/Sportverletzungen-vorbeugen-9727.html (Stand: 19.05.2015)".

Dünnhaupt, J. (2015): Physiofitnesszentrum – Praxis für Krankengymnastik, Massage und Ergotherapie „URL: http://www.physiofitnesszentrum.de/startseite.html (Stand: 26.04.2015)".

Mayer, C.; Siems, W. (2011): 100 Krankheitsbilder in der Physiotherapie. Behandlungsideen und Tipps. Heidelberg: Springer.

Mertin, A. (2012): Körperliche Bewegung – Warum Sport so gesund ist „URL: http://www.spiegel.de/gesundheit/ernaehrung/koerperliche-bewegung-warum-sport-so-gesund-ist-a-818987.html (Stand: 19.05.2015)".

Onmeda-Redaktion (2014): Rotatorenmanschettenruptur (Rotatorenmanschettenriss) „URL: http://www.onmeda.de/krankheiten/rotatorenmanschettenruptur.html (Stand: 17.05.2015)".

Valerius, K.-P.; Frank, A.; Kloster, B. C.; Hamilton, C.; Alejandre Lafont, E.; Kreutzer, R. (2009): Das Muskelbuch. Anatomie/ Untersuchung/ Bewegung. 5. Auflage. Marburg: KVM.

Zalpour, C. (2010): Anatomie Physiologie. Für die Physiotherapie. 3. Auflage. München: Urban&Fischer.

Zerres, St. (2015): Lipomatöse Muskeldegeneration. In: Orthopress 21/2: 52-53.